AF405063

NOUVELLES RECHERCHES

RELATIVES AUX CONDITIONS DE

l'Extensibilité du Choléra en Europe

ET A

l'inefficacité des moyens de défense en vigueur aujourd'hui

Communication faite au VIIIe Congrès international d'hygiène
et de démographie
tenu à Budapest en septembre 1894

PAR

le D[r] Ph. HAUSER

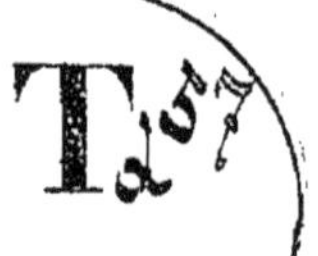

PARIS

IMPRIMERIE PAUL DUPONT

4, RUE DU BOULOI, 4

1893

CONDITIONS D'EXTENSIBILITÉ

DE

l'Epidémie cholérique en Europe

Dans le but de réunir les faits nécessaires qui puissent servir de base pour déterminer les conditions dont le choléra aurait besoin pour se propager en Europe et y constituer une pandémie, nous proposons de consulter l'histoire des épidémies cholériques en Europe depuis la première invasion en 1829 jusqu'à la dernière en 1892 et d'étudier les circonstances dans lesquelles elles avaient pris naissance.

Nous savons que le choléra a suivi, dans ses diverses invasions, deux routes distinctes pour pénétrer en Europe, la voie terrestre et la voie maritime. Les deux premières fois, en 1830 et 1847, il a suivi le premier itinéraire, tandis que la troisième et la quatrième fois il a pris le second, et la cinquième il a une autre fois choisi la voie terrestre.

Nous nous demandons d'abord si ce changement de route, dans les diverses époques, est dû à une cause déterminée ou simplement aux caprices du hasard.

Nous nous demandons encore pourquoi le choléra, lors de sa première apparition sous forme épidémique dans l'Inde, en 1817, a eu besoin de deux années pour s'étendre de Calcutta à Bombay, et pourquoi, après avoir atteint en décembre de 1818 la ville la plus septentrionale du Ceylan, en suivant le littoral du Coromandel, a-t-il franchi d'un seul bond 4,800 kilomètres pour gagner Saint-Maurice et l'Ile de France, le 27 octobre de 1819, envahissant après successivement l'île de Bourbon, Zanzibar et toute la côte orientale de l'Afrique, en même temps qu'il s'étendait dans les possessions hollandaises, à Java, Batavia, de plus à Siam, au Tonkin, dans la Cochinchine et en Chine même. Sans s'arrêter dans sa marche, il atteignit, en 1820, les îles Philippines, surtout Manille, où il sévit avec une telle violence, qu'il donna lieu à un soulèvement en masse parce que les insulaires s'imaginaient qu'ils étaient victimes d'un empoisonnement des puits par les Européens.

Pourquoi, enfin, le choléra s'était-il limité à envahir les vastes régions d'Afrique et d'Asie, sans toucher à aucun point de l'Europe, lorsque beaucoup de pays de ce continent, tels que la France, l'Angleterre, la Hollande et l'Espagne ont eu des rapports fréquents avec leurs colonies contaminées par le fléau indien ?

Ce qui est encore plus étonnant, c'est que, ayant envahi, en 1821, la Perse où il a sévi pendant deux années consécutives, atteignant jusqu'à la rive persique de la mer Caspienne, ravageant la province de Schirwan et gagnant même, au mois de septembre 1823, la ville d'Astrakan, il s'arrêta aux portes de la Russie et aux confins extrêmes de l'Europe jusqu'à l'année 1829, date à laquelle il fit sa première invasion en Europe.

Graves attribue l'arrêt de la marche du fléau aux confins de la Russie à l'absence de communications fréquentes entre les deux pays voisins et à la rareté de la population dans ces provinces russes.

Il n'y a pas de doute que si l'on considère l'homme et ses effets comme le principal véhicule des germes du choléra, la rareté des communications entre un pays infecté et un autre indemne ne doive limiter les moyens de transmission des germes infectieux. Ainsi s'expliquerait pourquoi le choléra s'étendit dans l'Asie et les côtes de l'Afrique, grâce à l'extension du commerce actif qui existait alors entre ces deux continents et au grand nombre de navires qui, les mettant en communication, étaient obligés de faire escale dans plusieurs îles qui leur servaient de point de relâche et souvent d'entrepôt de marchandises.

Ce fait semble démontrer que les communications sont une condition essentielle pour l'extension de l'épidémie cholérique dans des régions éloignées d'un foyer infectieux ; mais il prouverait en outre que, passé une certaine *limite* de temps entre le moment du départ du navire de l'endroit infecté et celui de son arrivée au lieu indemne, les habitants de ce dernier n'ont plus rien à craindre.

En effet, ces mêmes navires qui avaient pu transmettre les germes, à grande distance, aux côtes de l'Asie et de l'Afrique et les déposer dans leurs ports à l'état de virulence, n'offraient plus de danger à leur arrivée aux portes de l'Europe, à cause de la longueur du temps nécessaire pour la traversée, d'autant plus qu'il s'agissait de bateaux à voiles qui furent obligés de doubler le cap Horn pour se rendre en Europe. Il n'y a pas d'exemple, même aujourd'hui, que, grâce à la vapeur, les communications entre l'Inde et l'Europe sont très rapides, très fréquentes et même directes depuis le percement de l'isthme de Suez, d'un navire qui, venant directement des ports infectés de l'Inde, ait été cause d'une épidémie cholérique à son arrivée dans un des ports de l'Europe, bien qu'on ne puisse pas mettre en doute qu'il n'y eût des effets ou des personnes suspects à son bord. Toutes les deux fois que le choléra a fait son entrée en Europe par la voie maritime il a toujours choisi comme première étape l'Egypte. C'est Alexandrie qui forma le foyer de rayonnement vers les ports de la Méditerranée.

Dans ce cas encore, ce ne fut pas le germe venu directement de l'Inde, mais bien de la Mecque où il avait trouvé un milieu de culture trés favorable dans le méphitisme arrivé à son plus haut degré parmi les pèlerins qui vivent dans les conditions les plus insalubres que l'on puisse imaginer.

Ce fait autoriserait même à admettre que le bacille virgule, originaire de l'Inde, a besoin, pour s'acclimater en Europe, d'un terrain de culture intermédiaire : l'Egypte et la Perse.

Quant à l'influence des communications fréquentes sur la propagation d'une épidémie cholérique, cette question est loin d'être tranchée aujourd'hui.

Il y a des faits épidémiologiques nombreux qui prouvent que la *fréquence* des communications n'y est pour rien. Cunningham, inspecteur sanitaire du gouvernement anglais aux Indes, s'appuyant sur sa longue expérience médicale dans ce pays et sur de nombreuses observations recueillies, prétend que la propagation du choléra dans l'Inde ne dépend ni de l'étendue, ni de la fréquence, ni de la facilité des communications avec les pays infectés. A l'appui de sa thèse, il cite ce fait : à la fin de la guerre avec l'Afghanistan, on constatait parmi les troupes qui revenaient de ce pays infesté dans les provinces non contaminées du nord-ouest de l'Inde, un certain nombre de soldats morts du choléra. La maladie ne se propagea cependant pas parmi les habitants ; tandis qu'il arrive quelquefois que le choléra se développe dans ce même pays lorsqu'il vient de l'est, c'est-à-dire du Bas-Bengale. Un autre fait qu'il invoque en faveur de son opinion, c'est que malgré les nombreuses lignes construites ces dernières années dans l'Inde, les épidémies n'ont pas suivi une voie différente d'autrefois ; elles ne se sont ni multipliées ni propagées avec plus de rapidité. Néanmoins, il n'est pas douteux que les chemins de fer n'aient centuplé le nombre des voyageurs dans tout le pays et raccourci de beaucoup les distances entre les districts épidémiés et ceux qui sont indemnes.

Toutefois, la statistique mortuaire prouve que la différence de la mortalité entre ces districts n'a pas varié. Dans les onze années écoulées entre 1871 et 1882, la mortalité causée par le choléra était dans le Pendjab de 2,20 sur 10,000 habitants, tandis que dans le Bas-Bengale elle s'élevait à 18,02 sur le même nombre d'habitants. Malgré la rapidité et la fréquence des communications par le chemin de fer entre le Pendjab et le Bas-Bengale, dans le district de Multan, avec 505,872 habitants, on ne comptait, en douze ans, que 37 décès par le choléra. Il est à remarquer que la ville de Multan est un centre de trafic sur la ligne de Karratschi à Lahore.

Des faits analogues se sont présentés dans différentes épidémies cholériques en Europe dans l'année. En 1884, lorsque le choléra sévit avec une grande intensité à Toulon et à Marseille, il ne se propagea qu'aux départements méridionaux de la zone maritime, tels que les Bouches-du-Rhône, le Var, le Gard, l'Hérault, l'Aude et les Pyrénées-Orientales, atteignant seulement quelques villages des départements limitrophes, comme le Vaucluse, les Basses-Alpes, la Drôme et l'Ardèche, baignés par le Rhône; mais il laissa libres Toulouse, Bordeaux et Paris, villes qui sont en rapport avec Toulon, Marseille et d'autres endroits infestés par 8-10 trains journaliers, surtout Paris qui ne fut envahi que le 4 novembre. Cependant, il n'est pas douteux que des milliers de personnes venant des endroits infestés y aient introduit des germes en masse, car on y compta 40 décès survenus pendant les quatre mois, juillet, août, septembre et octobre.

C'est bien à tort que l'on a attribué l'immunité de Paris pendant quatre mois aux mesures préventives et à la désinfection, puisque les mesures prophylactiques, consistant dans l'isolement des malades, la désinfection des déjections, des vêtements et des locaux, qui furent appliquées constamment, n'ont pu empêcher qu'une véritable épidémie s'y soit déclarée le 4 novembre de la même année. L'histoire de l'épidémie cholérique en Espagne en 1885 présente aussi un autre fait de même nature. Le choléra y régna épidémiquement depuis le mois d'avril jusqu'au mois de décembre de la même année et y causa plus de 120,000 victimes. L'épidémie sévit alors avec plus d'intensité dans quelques provinces méridionales, telles que Valence, Grenade, Murcie, Téruel, Saragosse, Castellon et Alicante. Il y a eu une émigration constante de réfugiés des endroits infestés, vers les ports de mer d'Espagne et de France. La Compagnie des chemins de fer du Nord a transporté en mai, juin, juillet et août 1885, 242,000 voyageurs, dont la plupart venaient des provinces envahies, cherchant un refuge soit dans les stations thermales, soit aux bains de mer, comme Saint-Sébastien, Saint Jean-de-Luz ou Biarritz (France), soit dans les provinces montagneuses de la Galice et des Asturies. Malgré cela, les germes qui auraient pu être y importés restèrent stériles en route; car aucune des localités de Biarritz, Saint-Jean-de-Luz et Saint-Sébastien n'a eu à souffrir de l'épidémie, bien que quelques cas isolés se soient présentés dans cette dernière ville et dans les hameaux qui l'environnent. Cependant, il y a un village frontière où le germe a réussi à s'implanter au mois de septembre; c'était Irun, situé sur la rive gauche de la Bidasoa, qui sépare l'Espagne de la France. D'aucuns ont attribué l'introduction de l'épidémie dans ce village au linge sale que beaucoup de personnes provenant des endroits infestés ont donné à laver par suite de la défense de l'introduire en France; mais ils oubliaient que les blanchisseuses d'Irun firent ce métier pendant quatre mois, lavant le linge sale des passagers sans que pour cela elles aient été victimes de quelque accident cholérique.

Quant aux chemins de fer du Midi de l'Espagne ou de Madrid-Sarragosse-Alicante dont les données sont très exactes à cause de la bonne organisation du service sanitaire

établi pendant le choléra, leur réseau est de
2,679 kilomètres et s'étend principalement
dans les régions infestées ; ils ont transporté
du 15 mai au 30 septembre 666,789 voyageurs
dont la plupart se rendaient dans les provinces
du nord, et parmi lesquels il n'y eut que
huit personnes d'attaquées dont deux seulement
moururent ; nombre extrêmement limité par
rapport à celui des voyageurs. Par ce fait, il
est bien clair que s'il y avait eu contagion pos-
sible, le nombre des contaminés aurait été
bien supérieur, pendant les cinq mois qu'a duré
l'épidémie en Espagne, et surtout avec un
mouvement si continuel de voyageurs.

Un fait non moins étrange, nous offre l'histoire de la guerre entre la Prusse et la Confé-
dération allemande en 1866. Le choléra régnait
en Allemagne. Les villes de Frankfort a/M.,
Darmstadt, Würzburg, Nürnberg, München,
obligées de loger les soldats à leur passage,
restèrent indemnes malgré leurs communications avec de nombreux foyers cholériques.

De même pendant le dernier choléra qui
sévit à Hambourg en 1892, au moment où
l'épidémie éclata causant en peu de jours un
nombre considérable de victimes, la panique
s'empara des habitants de la ville, à tel point
qu'une émigration en masse eut lieu pendant
le mois de septembre ; on compta plus de

17,000 personnes qui cherchèrent refuge en Suisse et dans les villes d'eau d'Allemagne. Ces masses d'hommes qui portaient certainement avec eux les germes du choléra ne les avaient pas disséminés à leur passage : tant la Suisse que la plupart des villes d'Allemagne étant restées indemnes.

Il résulte des faits que nous venons de citer :

1° Que les communications plus ou moins fréquentes entre un foyer cholérique et des localités non atteintes ne suffisent pas pour engendrer une épidémie, s'il n'existe pas en même temps une disposition locale et temporelle favorable à la fécondation des germes.

2° Etant donné que malgré les rapports constants et directs qui existent, depuis le percement de l'isthme de Suez, entre Calcutta, Bombay et les ports de la Méditerranée, au moyen de navires nombreux chargés de passagers et d'effets provenant de l'Inde, le choléra n'a envahi l'Europe par voie maritime que deux fois dans un intervalle de vingt années, il est prouvé d'une manière évidente que le bacille virgule ne se trouve pas toujours dans des conditions favorables pour être transmissible à distance. Même dans son pays natal, pour qu'il soit apte à engendrer une épidémie cholérique, il est nécessaire qu'il soit favorisé

de deux facteurs auxiliaires qui sont : d'abord
un élément météorologique, c'est-à-dire une
humidité relative et déterminée du sol et puis
un élément social, c'est-à-dire le méphitisme
engendré par l'encombrement tel qu'il se
trouve présent dans les conditions des pèleri-
nages dans l'Inde ou à La Mecque.

Ainsi on voit que le choléra favorisé par les
moussons de Sud-Est se propage périodiquement du Bas-Bengale, appellé la région endémique, aux provinces du Nord-Ouest sous
l'influence de ces deux facteurs.

Dans ce cas, l'Europe court beaucoup plus
de risques de voir arriver le choléra par la
voie de Perse et les ports de la mer Caspienne
que par la voie maritime, car une fois que le
bacille cholérigène a gagné sa force expansive
dans un milieu méphitique en son pays natal
et a été renforcé par les conditions les plus
antihygiéniques de la population et des villes
de Perse, il s'étend avec une rapidité vertigi-
neuse aux ports russes de la mer Caspienne,
et de là, il n'y a qu'un pas pour envahir la
Russie et le reste de l'Europe. L'expérience a
même dernièrement prouvé que toutes les
mesures préventives les plus sévères prises par
le gouvernement russe ont été impuissantes à
lui barrer le passage ; tandis que lorsque l'épidémie éclate parmi les pèlerins de la Mecque,

il est beaucoup plus facile de conjurer le
danger par des mesures prophylactiques prises
à temps en empêchant d'abord le retour, sur
des navires, de tous ceux qui semblent suspects,
et ne permettant l'embarquement qu'à ceux
qui réunissent les conditions exigées par l'hygiène. Quant à ceux qui retournent par la voie
de terre à travers les déserts, ils ne constituent
pas grand danger; car non seulement ils
mettront beaucoup de temps pour gagner leur
pays, plus que suffisant pour révéler l'existence
du germe, mais l'air du désert servira de puri-
ficateur et de désinfectant des effets contaminés, et encore ne serait-il pas difficile
d'obliger les caravanes qui se chargent des
pèlerins à être accompagnées par des surveil-
lants nommés et salariés par le gouvernement
turc.

Il y a encore une série de faits qui démon-
trent clairement que c'est la Russie qui constitue le vrai danger de l'invasion du choléra en
Europe.

1° Sur cinq fois que le choléra a visité l'Europe, trois fois il a pénétré par la Russie en
suivant toujours la même direction et en envahissant toujours les mêmes villes, tant en 1830
et en 1847 qu'en 1892.

2° Lorsque le choléra envahit l'Europe par
voie maritime, il choisit comme première

étape l'Egypte ; là, il sévit trois ou quatre mois d'été et disparut définitivement sans reparaître les années suivantes dans aucun point du territoire de l'Egypte ; tandis que dans ses invasions par la voie terrestre, sa première étape fut toujours Astrakan, ville située sur le delta du Volga, et de là il remonta les rives de ce fleuve pour atteindre les villes les plus importantes de l'empire russe, mais il paraît que les conditions climatologiques de ce pays, loin de lui être hostiles, lui ont toujours permis de sévir pendant sept à neuf ans, produisant chaque année des centaines de mille de victimes, ce qui constitue un danger incessant pour l'Europe pendant tout ce temps. Ce qu'il y a de plus curieux dans ce fait, c'est ce que ni le climat rigoureux de la Russie, ni la grande quantité de neige, ni les fortes gelées n'ont empêché, ni la violence, ni la diffusion du choléra dans ce pays, pendant les mois d'hiver, ce qui démontre clairement que la chaleur, bien qu'elle contribue à la multiplication rapide des germes, l'humidité surtout est le facteur principal de leur conservation.

3° D'un autre côté, l'expérience a prouvé que pour que le choléra puisse traverser avec rapidité les provinces orientales de la Russie, il faut qu'il arrive à Astrakan au mois de juillet, car la première fois, en 1823, qu'il s'y présenta, au mois de septembre, il s'éteignit sur place. Il ne faut pas croire que c'est l'arrivée des froids d'hiver qui mit obstacle à sa propagation, ce furent plutôt les grandes pluies de l'automne dans la province d'Astrakan qui, en imbibant les couches profondes du sol, empêchent la prolifération des germes cholérigènes et leur passage à l'air atmosphérique, c'est-à-dire elles les privent des moyens d'existence.

II

Si l'on parcourt attentivement l'histoire de la deuxième invasion et la marche particulière qu'a suivie le choléra depuis son apparition en Europe en 1854 jusqu'à son extinction complète en 1856, on est forcé de se rendre compte des faits suivants :

1° Les germes du choléra fraîchement importés de l'Inde par la voie de Perse trouvent un terrain très favorable pour leur propagation dans la Russie orientale ;

2° Une fois introduit dans ce pays traversé par de grands fleuves et de très nombreux affluents, le choléra y trouve un nouveau milieu de culture qui renforce la propriété toxique de ses germes pendant la période de l'état latent de l'hiver ;

3° Le fait de la bénignité d'une épidémie cholérique dans un pays ne justifie pas la confiance dans son extinction plus ou moins rapprochée. La bénignité d'une épidémie ne prouve qu'une chose, la prédisposition locale très atténuée des endroits infectés qui se trouvent dans un rapport assez étroit avec le degré de saturation d'humidité des couches superficielles du sol, qui peut différer d'une année à l'autre.

4° Une ville, une province, soit même un pays, peuvent être visités plusieurs années suivies par une épidémie cholérique, laquelle peut être bénigne une année et maligne l'autre, et *vice versa* ; cela dépend de la prédisposition locale et temporelle plus ou moins favorable à la fécondation des germes, des villes et des mois dans lesquels elle fait son apparition.

5° Si une province ou un pays présente une prédisposition locale et temporelle favorable à la fécondation des germes, il est indifférent que ce pays se trouve situé à n'importe quel degré de latitude ; il pourra toujours constituer un foyer massif d'émission vers des pays ou des provinces limitrophes et être le point de départ d'une grande épidémie cholérique dans toute l'Europe. La preuve en est la Pologne, laquelle (une fois celle de la Russie, une autre fois celle de l'Autriche) constitua en 1853 et 1855 un foyer de radiation d'une épidémie cholérique très grave en Russie.

6° Lorsqu'une épidémie se propage en remontant les grands fleuves et leurs affluents, elle déploie toujours plus d'intensité et de force expansive que lorsqu'elle les descend. Il paraît que le mouvement rapide des eaux telluriques dans les bassins inférieurs des grands fleuves jusqu'à leur débouché dans les mers, gêne jusqu'à un certain degré la reproduction des germes cholérigènes ; ainsi s'explique pourquoi le choléra en entrant en Russie par la voie de Perse et d'Astrakan se propagea avec une grande rapidité et fut beaucoup plus meurtrier en 1847 dans les provinces situées dans le bassin inférieur du Volga, du Don et du Dniéper que lorsqu'il envahissait ces mêmes régions provenant de l'intérieur de l'empire en descendant ces mêmes fleuves en 1853, 54 et 57.

Nous venons de voir que dans ses invasions par la voie terrestre le choléra a sévi en Russie depuis le commencement presque jusqu'à la fin de la pandémie en Europe.

Nous allons voir maintenant que même lorsque le choléra envahit l'Europe par la voie de mer, la Russie n'est point ménagée par l'épidémie et il paraît même qu'elle a été le foyer de prédilection permanent qui servit de centre du mouvement à l'expansion de l'épidémie cholérique pour le reste de l'Europe.

On sait bien qu'à peine le choléra fut déclaré officiellemént à Alexandrie, la panique s'empara de tout le monde et surtout de la population étrangère qui profita de tous les moyens de transport pour s'éloigner du foyer de l'infection et plus de 3o,ooo personnes se dirigèrent vers les ports de la mer Noire et ceux de la Méditerranée.

Bientôt on voit le choléra se présenter à Constantinople, à Smyrne, à Beyrouth, à Kustendie, à Odessa sur la mer Noire, à Malte, Marseille, Ancône sur le littoral de la Méditerranée. Une fois le choléra importé à Odessa au mois de juillet par des navires arrivés de Constantinople, contaminée déjà, il s'étendit dans tous les départements du Cherson. Pendant le mois d'août, il gagna les autres départements ou gouvernements, tels que celui de Tauride (Kertch-Yenikale) et la plus grande partie du territoire de la Crimée. Au mois de septembre, il se présenta à Kiew, à Ekaterinoslaw et Taganrog, en octobre à Voronoje et au mois de novembre à Kharkov. Pendant le mois de décembre, il disparut de Kertch-Yenikale et de Voronoje, mais les germes restèrent en pleine activité au mois de janvier 1866 dans les gouvernements de la Podolie, du Don, du Cherson ainsi que dans Odessa, la capitale. Au mois de février, il y eut de nombreux cas dans le gouvernement d'Ekaterinoslaw et de Kiew.

Le choléra régna en tous dans onze gouvernements pendant les mois de janvier, février et mars occasionnant 13,315 cas et 4,171 décès. Mais la plus grande mortalité eut lieu à Kiew où le choléra dura depuis le 25 septembre jusqu'au 17 février, causant 1,527 victimes.

L'épidémie revêtit la même bénignité dans la plupart des États européens ; car, d'après la statistique officielle, la France ne perdit en tout que 10,584 habitants sur 36 départements envahis ; l'Italie eut 12,900 décès ; l'Allemagne avait peu souffert, car ce ne furent que quelques villes de la Saxe comme Altenburg, Werdan et quelques villages voisins qui ont eu en tout 468 décès. La même chose arriva en Autriche où la maladie ne causa qu'un petit nombre de victimes, ne dépassant pas 60 à Trieste et ses faubourgs. On en peut dire autant de l'Angleterre où la maladie resta limitée à la ville de Southampton et au village de Teydon-Bois.

L'Espagne est le seul pays de l'Europe qui fut cruellement éprouvé par le fléau. La ville de Valence seule perdit 5,100 habitants, Séville 2,727, Barcelone, 1,800 et Madrid 2.869. La

6,796 décès, ce qui fait 6,5 pour mille de la population. Suivent ensuite les gouvernements de Saint-Pétersbourg, qui eut 3,7 pour mille de sa population ; Grodnov, avec 3,1 pour mille ; la Volhynie, 2 pour mille, et la Pultava 2,7 pour mille.

La Pologne, qui ne figure pas dans cette statistique mortuaire, fut encore plus éprouvée par l'épidémie qu'aucune autre province de la Russie ; elle eut, à elle seule, 17,800 victimes. Si nous additionnons les pertes subies par les autres gouvernements, nous avons un total, pour tout l'Empire, pendant l'année 1866, de 90,196 morts.

En janvier et février de 1867, où presque tous les pays de l'Europe ont été délivrés du fléau, le choléra régna encore à l'état sporadique dans plusieurs gouvernements de la Russie jusqu'au mois de juin, lorsque le choléra commença à revêtir un caractère plus sérieux dans le gouvernement de Minsk où il causa 1,360 décès, et dans le royaume de la Pologne où, depuis le mois d'avril jusqu'à fin de décembre, il produisit 11,275 victimes. Pendant les 7 premiers mois de l'année 1878, on n'entendit plus parler du choléra en Europe, lorsque, subitement, au mois d'août, se présenta encore un foyer épidémique dans le gouvernement de Kiew ; fait qui, dans le

temps, avait appelé, avec raison, l'attention
de tous les épidémiologistes de l'Europe, puisque cette même province de Kiew resta tout
à fait indemne en 1867, la maladie n'ayant
sévi alors que dans les gouvernements de
Minsk et de Volhynie. Cette question, portée
devant la conférence sanitaire internationale
de Vienne en 1875, donna lieu à une très vive
discussion sur l'origine de ce choléra, mais le
docteur Lenz, délégué de la Russie, s'appuyant
sur les recherches nombreuses des médecins
russes, prouva qu'il s'agissait d'une reviviscence des germes de l'année précédente.

Toutefois ces faits prouveraient d'une manière évidente que des germes cholériques
peuvent être introduits dans une ville ou dans
une province et y rester latents jusqu'à l'année
suivante. L'opinion générale parmi les médecins russes fut que l'état de sécheresse excep-
tionnel qui a prévalu dans tout l'empire
pendant l'année 1868 était cause de sa disparition apparente, et de la bénignité relative des
épidémies locales dans certains gouvernements.
L'année 1869, le choléra réapparut à Kiew et
s'étendit dans plusieurs gouvernements conti-
nuant sa marche progressive jusqu'à la fin de
1870 ; mais cette fois-ci nous le voyons suivre
une marche distincte des épidémies antérieures ; cette fois, au lieu de remonter les

fleuves, il les a descendus autant dans le bassin du Don que dans celui du Volga jusqu'à leur embouchure dans la mer d'Azof et la mer Caspienne. Dans aucune des villes riveraines, malgré leur prédisposition locale favorable au choléra pendant les mois d'été, l'épidémie n'a offert les caractères graves qu'avaient toujours présentés les épidémies précédentes. Ceci prouverait une fois de plus que lorsque le choléra se propage en descendant les fleuves on leurs affluents, il déploie moins d'intensité et de force expansive que lorsqu'il les remonte. Il paraît que le mouvement rapide des eaux telluriques dans le bassin inférieur des grands fleuves est hostile au développement des germes cholérigènes. Le 15 juillet 1871, le choléra éclata de nouveau à Kiew et s'y soutint jusqu'au mois de janvier 1872. Pendant les 3 premiers mois, il sévit d'une manière assez bénigne dans le bassin inférieur du Dniéper.

Le nombre des cas augmentait progressivement chaque mois dans la ville de Kiew et ses environs jusqu'au mois d'avril, lorsqu'il s'y forma plusieurs foyers qui s'irradièrent dans toutes les directions de la province. L'épidémie s'y maintint jusqu'au 19 décembre après avoir causé 19,843 décès, ce qui équivaut à 9 pour mille de ses habitants. Pendant le mois d'avril, le choléra remonta le Dniéper, gagnant

la ville de Mohilev située sur la rive droite de
ce fleuve d'où il s'étendit dans tout le gouvernement et ne disparut qu'à la fin d'octobre,
après avoir occasionné une perte de 5 pour mille
de ses habitants. Pendant les mois de mai, de
juin, juillet, août et septembre, furent encore
envahis 16 nouveaux gouvernements, mais
l'épidémie, à mesure qu'elle gagnait du terrain,
perdait en intensité.

En somme, l'épidémie de 1872 sévit en
Russie presque dans toutes les mêmes provinces qu'en 1871 avec la seule différence que la
Bessarabie qui échappait au fléau en 1871 fut
envahie l'année suivante, tandis que Arkhangel,
Vologda, Courlande et la Livonie, qui ont souffert la première année, restèrent indemnes
l'année suivante, et le nombre des décès causés
par le choléra en 1872 fut seulement de
113,196, à peu près 12,000 de moins que l'année
antérieure. Bien que le choléra n'eût pas
encore abandonné l'empire russe en 1873, le
nombre des victimes ne dépassa guère 34,128.

Parmi les nombreux faits instructifs pour
l'épidémiologie que renferme l'histoire de l'invasion du choléra en Europe de 1865, le plus
important est sans contredit le suivant :

Les germes du choléra ayant été importés
en 1865 presque simultanément dans la plupart des pays de l'Europe, ne se sont soutenus

en vigueur, conservant leur vitalité, pendant un grand nombre d'années successives, dans aucun autre pays que dans la Russie. Le choléra y a sévi plus ou moins fort chaque année sans interruption depuis sa pénétration en Europe en 1865 jusqu'à sa disparition en 1874. Il suffit de jeter un coup d'œil sur le tableau suivant exprimant le nombre des décès causés par le choléra dans le courant de neuf ans pour se convaincre que la Russie présente des conditions locales et temporelles plus favorables qu'aucun autre pays de l'Europe pour la fécondation des germes cholériques.

NOMBRE DE DÉCÈS ANNUELS

Produits par le choléra en Russie de (1865-1873).

1865.	4.218
1866.	72.386
1867-68	13.598
1869.	659
1870.	9.602
1871.	126.287
1872.	118.476
1873.	34.128

Dans cette série d'années, il faut encore tenir compte de la Pologne qui ne figure pas toujours dans la statistique de mortalité antérieure. Voici le tableau des décès comparatifs avec ceux de la Russie pendant les années suivantes :

	Pologne	Russie
1867	11.265	2.298
1870	216	9.396
1871	1.665	124.231
1872	5.280	113.196
1873	29.733	4.395

Si l'on considère la marche particulière qu'a suivie le choléra en Russie depuis son apparition à Kiew en 1868 jusqu'à 1873, on est frappé d'abord de sa bénignité relative pendant les deux premières années et de l'intensité et de la force d'expansion qu'il a reprises pendant les années suivantes jusqu'à son extinction en 1873 et on est forcé par la logique des faits à arriver aux conclusions suivantes :

1° Le choléra de Kiew est dû non à une importation directe de l'Asie, mais à la reviviscence des germes de l'année antérieure, forme qui se distingue de la première par son caractère atténué, lenteur d'expansion et de diffusion et peu d'intensité dans le développement de l'épidémie.

2° Que malgré les réseaux étendus de chemins de fer entre Taganrog et Moscou et entre les villes situées dans le bassin inférieur du Volga et celui du Don qui entretiennent un commerce très actif, et malgré aussi le grand nombre de navires qui naviguent sur ces fleuves mettant en communication constante et fréquente des villes commerciales très nombreuses, la propagation du choléra dans ces provinces se fit d'une manière extrêmement lente. Dans aucune des villes envahies, l'épidémie n'avait atteint un haut degré d'intensité pendant les années 1869 et 1870, bien que leurs conditions hygiéniques laissent beaucoup à désirer.

3° Le choléra n'a pas apparu dans la province de Riazan située au milieu de nombreuses provinces contaminées, étant de plus unie avec Moscou par une ligne de chemin de fer sur laquelle circulaient plus de 660,000 passagers pendant l'année 1870, ce qui prouve que les chemins de fer ne constituent pas un véhicule important ni un moyen puissant de propagation du choléra.

4° L'intensité plus ou moins grande qu'acquiert une épidémie cholérique dépend du milieu de culture que les germes trouvent dans la localité ou dans la région où elle sévit. Des germes, même atténués par le fait de la reviviscence, peuvent gagner de nouveau une grande toxicité, une force de reproduction et d'expansion lorsqu'ils tombent dans un milieu de culture favorable. Ainsi il y a trois régions dans la Russie qui présentent une prédisposition particulièrement favorable à la fécondation des germes cholériques ayant toujours constitué des foyers massifs d'émission d'où partirent les germes pour tout l'empire. Ce sont : le gouvernement d'Astrakan dans le bassin inférieur du Volga, le gouvernement de Kiew situé dans le bassin du Dniéper et le gouvernement de la Pologne (dont la capitale est Varsovie) dans le bassin de la Vistule, particulièrement le district de Kalioz situé au confluent de la Prosna et de la Vartha qui forme la ligne de démarcation entre la Prusse et la Russie.

Pour donner aux déductions que nous venons de faire des faits recueillis de l'épidémie cholérique en Russie une base plus large et plus solide, nous allons comparer la marche qu'a suivie le choléra à la même époque dans le pays le plus méridional de l'Europe, l'Italie. Les germes furent importés en 1865 à Palerme, où l'épidémie sévit jusqu'à la fin de décembre 1866.

De là, elle s'étendit aux provinces méridionales jusqu'au mois d'avril 1867 sous une forme très atténuée ; mais avec la cessation des pluies du printemps et l'arrivée des chaleurs de mai, les germes disséminés l'année précédente dans différentes parties du royaume se ravivèrent et revinrent à la vie active simultanément en plusieurs endroits, particulièrement en Sicile, où la mortalité fut énorme, s'élevant à 54,107 décès, ce qui équivaut, étant donné le nombre de la population qui est de 2,400,000 habitants, à peu près à 23 pour 1,000 habitants.

Quant au reste de l'Italie, depuis le mois d'août jusqu'à la fin de novembre, le nombre de victimes du fléau dans toute l'Italie s'éleva à 127,000 (d'après les données officielles publiées par le gouvernement), dont plus d'un tiers revient à l'île de Sicile seule.

Voici le tableau indiquant le nombre de décès causés par le choléra dans tout le royaume d'Italie pendant les trois années que dura l'épidémie :

	1865	1866	1867	1868
Janvier . . .	»	93	888	107
Février . . .	»	53	362	»
Mars	»	8	808	»
Avril	»	2	693	«
Mai	»	1	2.421	»
Juin	1	3	22.962	»
Juillet	576	76	39.256	»
Août	7.673	1.054	33.655	»
Septembre . .	3.520	5.918	16.509	»
Octobre . . .	3.566	6.595	6.449	»
Novembre . .	6.633	4.945	2.229	»
Décembre . .	1.444	965	726	»
	23.414	19.713	126.968	107

Un coup d'œil sur ce tableau suffit pour se

convaincre que dans cette épidémie triennale d'Italie, il ne s'agissait pas simplement d'une reviviscence des germes, mais plutôt de la continuation d'une même épidémie ; car on pourrait dire que le choléra ne s'était jamais éteint complètement sur le sol de l'Italie ; il y eut toujours un endroit où il sévissait avec plus ou moins de force, excepté dans les mois de mars, avril, mai et juin de l'année 1866, où il ne se présentait que quelques cas isolés. Toutefois, on est forcé d'admettre, pour expliquer la simultanéité de l'apparition du choléra sous la forme épidémique en différents endroits de la péninsule en 1867, la revivification des germes qui restaient latents depuis l'année précédente, attendant des circonstances temporelles plus favorables à leur fécondation et à leur propagation. Il n'y a pas de doute que ce ne fut la Sicile qui servit de terrain de culture par excellence en 1866 renforçant leurs propriétés toxiques, et que, sans leur importation en Sicile en 1866, le nombre des victimes aurait été beaucoup inférieur à celui de 1865 dans tout le royaume, et probablement le choléra se serait tout à fait éteint à la fin de l'année 1866. Ce fait prouve d'une façon claire et évidente que la durée d'une épidémie cholérique dans un pays dépend de deux facteurs :

1º *De la disposition temporelle et locale favorable à la fécondité des germes dans les premières et les dernières villes contaminées pendant la première année.*

Si la première localité contaminée au mois de mai ou de juin offre au bacille cholérique un champ de culture favorable, l'épidémie gagnera une extension rapide et fera son évolution complète dans tout le pays au courant de l'année.

Si les dernières localités envahies à la fin de l'année présentent une disposition locale favorable, il est probable que les germes s'y réveilleront l'année suivante à la fin du printemps.

2º *Des conditions particulières de la région où furent importés les premiers germes du choléra. Plus ces conditions seront favorables à leur multiplication, plus rapidement se fera l'évolution de l'épidémie dans les premières villes envahies et plus rapide sera aussi sa propagation à travers le pays.*

Dans chaque pays existent des régions qui réunissent au plus haut degré les conditions nécessaires à la genèse d'une épidémie cholérique, c'est-à-dire *sol poreux, chaleur, humidité et matière organique.*

En général, ce sont les régions les plus méridionales jouissant d'une végétation luxuriante, qui dans certains mois de l'année réunissent toutes ces conditions, d'autant plus si les localités envahies présentent de mauvaises conditions hygiéniques, comme la Sicile. Dans le cas où une telle région soit la première envahie, l'épidémie y acquerra une grande intensité de prime abord en même temps qu'une grande force d'expansion, les germes se multiplieront au plus haut degré, la propagation se fera dans toutes les directions par les fugitifs qui se disséminent dans le pays, on verra se former des foyers d'émission secondaires multiples, de manière que l'épidémie fera son évolution complète dans l'espace de cinq ou six mois et finira par s'éteindre à l'arrivée de la saison des pluies, sans risque de ce que les germes se réveillent l'année suivante. Le contraire aura lieu dans le cas où la première localité du pays envahi se trouve dans des conditions opposées, ne possédant qu'une prédisposition médiocre temporelle et locale à la multiplication des germes.

Dans ce cas, l'épidémie se développera avec lenteur et sans grande intensité.

La propagation se fera également avec lentitude, le nombre des foyers d'émission secondaires sera réduit et l'épidémie restera languissante dans le champ de son extension et ne s'éteindra pas tout à fait à l'approche des

pluies. Les germes resteront à l'état latent
dans le sol pendant les mois d'hiver en se renforçant dans leurs propriétés toxiques jusqu'à
l'arrivée du mois de mai et de juin ; pendant
lesquels, la chaleur leur facilitera le passage
à l'atmosphère et.dans l'intérieur des maisons.

C'est généralement pendant ces mois que
dans la plupart des villes du continent européen se trouvent réunis tous les éléments
nécessaires à la genèse d'une épidémie cholérique, surtout lorsque les germes étaient ren-
forcés dans leurs propriétés toxiques pendant
la période de latence dans le sol. Dans ce cas,
l'épidémie aura acquis plus d'intensité et plus
de puissance expansive que l'année précédente.
Ce fait fut observé non seulement pendant l'invasion du choléra en Italie en 1866 et 1867,
mais aussi en Espagne. Ce pays a subi dans
ce siècle quatre invasions du choléra à savoir :
en 1833, en 1853, en 1884-85. Les deux premières fois le fléau pénétra dans la péninsule
par Vigo (un port des plus importants sur le
littoral de l'Atlantique), pendant le mois de
janvier.

Toutes les deux fois, le choléra se propagea
très lentement pendant l'hiver et avec plus de
rapidité dans l'été suivant, mais jamais il n'a
accompli son évolution dans le courant d'une
année ; au contraire, les germes se maintinrent

en pleine activité pendant trois années suivies.

Dans les deux dernières fois, le choléra entrait en Espagne par les ports de la Méditerranée, une fois par Valence et l'autre fois par Alicante.

Dans cette dernière province, il resta limité pendant tout l'hiver, causant un nombre restreint de victimes ; ce n'est que depuis le mois de mai de 1885 qu'il apparut dans la province de Valence et delà il rayonna comme en 1865, vers toute la péninsule faisant son évolution complète en moins de dix mois ; car il termina la dernière étape de sa marche envahissante à travers l'Espagne à Tarifa au mois de mars 1866, sans qu'il n'y eût reviviscence des germes dans l'année suivante.

III

Les faits et observations que nous avons pu recueillir par rapport à la quatrième invasion du choléra en Europe confirment non seulement les enseignements des invasions antérieures, mais encore ils nous fournissent de nouveaux enseignements des plus intéressants.

1° Le fait de la reviviscence des germes s'est reproduit cette fois-ci à la Mecque même.

Dans ce lieu de pèlerinage il y eut dans les

années 1877, 1881, 1882 de petites épidémies causant chaque fois quelques milliers de victimes sans donner lieu à la propagation du fléau aux pays voisins de la mer Rouge.

Quant à l'origine de ces épidémies locales des preuves irrécusables de l'importation des germes de l'Inde font défaut. On a accusé à tort certains navires anglais d'avoir importé les germes. En tout cas, il est hors de doute qu'aucune de ces épidémies de la Mecque ne constitua un foyer de transmission de l'agent infectieux, ni pour les pèlerins pendant et après leur retour en Egypte et dans les autres pays musulmans, ni pour les ports de la Méditerranée, lieu de débarquement des pèlerins, malgré la surveillance très défectueuse des autorités anglaises dans les ports de la mer Rouge et de l'Egypte.

2° Le choléra débuta en 1883 non à Alexandrie mais à Damiette, port de la mer Rouge, où le germe fut importé par un navire anglais arrivé de Bombay ayant eu un cas de choléra à bord, de là il s'étendit avec rapidité dans toute la Basse-Egypte, et il ne s'arrêta que sur les limites de la Haute-Egypte et de la Nubie.

Bien que l'importation du choléra à Damiette par le navire anglais ait été sérieusement discutée, personne ne doutera que l'Inde ne fût l'origine de l'importation. L'invasion de l'Egypte par le fléau coïncida cette fois-ci comme toujours avec la période de la recrudescence du choléra dans la région endémique de l'Inde ; ce n'est que dans ce cas qu'il acquiert une grande force d'expansion, d'abord dans l'Inde, et puis dans tous les pays qui sont en communication terrestre ou maritime avec l'Inde.

3° Le choléra n'était pas encore éteint en Egypte lorsqu'il venait de se déclarer parmi les pèlerins de la Mecque, soit que les germes fussent introduits directement par les pèlerins de l'Inde, soit indirectement par ceux venant de l'Egypte. Il n'est pas moins prouvé que malgré toutes les précautions possibles de la part des gouvernements turc et égyptien, on n'a pas pu empêcher la propagation des germes. Du reste, il faut reconnaître que cette fois-ci, les foyers cholériques de la Mecque étaient très peu intenses n'ayant produit que 400 victimes sur 20,000 pèlerins.

Il est probable qu'à cause de l'éclosion du choléra en Egypte le nombre de pèlerins à la Mecque a été cette année beaucoup plus restreint que les autres années ; par conséquent il y avait beaucoup moins d'encombrement et de méphitisme parmi cette agglomération humaine.

4° Un fait encore plus étrange et qui mérite

bien d'appeler l'attention, c'est le peu d'effet
que l'épidémie d'Egypte a fait sentir sur les
ports de la Méditerranée en 1883, d'autant
plus qu'un grand nombre de navires trans-
portèrent en France, en Italie et en Autriche-
Hongrie et dans d'autres pays du littoral de
la Méditerranée des passagers venant d'Alexandrie, d'où des milliers d'émigrants affluèrent
dans toutes les directions, particulièrement en
Turquie qui courait le plus grand danger à
cause de sa proximité du littoral infecté,
comme le dit M. Proust, et à cause de la contamination du lazaret de Beyrouth. On a beau
dire que cette immunité était due aux
mesures sanitaires prises par les gouvernements respectifs de ces différents pays : c'est
faux. En effet le gouvernement turc eut beau
défendre l'accès de la Syrie aux émigrants
d'Egypte et fermer le lazaret de Beyrouth ;
longtemps avant que ces mesures fussent
prises, des milliers d'émigrants d'Alexandrie
s'étaient réfugiés dans les ports du littoral de
la Méditerranée autant en France qu'en Italie,
en Turquie et surtout en Syrie. Il n'y a pas à
douter qu'un grand nombre de ces émigrants
n'aient importé avec eux une quantité considérable des germes cholérigènes, mais la disposition temporelle et locale du littoral de la
Méditerranée n'a pas été favorable alors à la

prolifération des bacilles cholériques, de manière que depuis le mois de novembre 1883 pendant tout l'hiver et le printemps de 1884 il n'était plus question du choléra en Europe. La croyance fut générale que grâce aux mesures préventives prises par les puissances du littoral de la Méditerranée on était complètement débarrassé de ce terrible fléau. Grande fut la surprise lorsque le 13 et le 14 juin se présentèrent deux cas à Toulon sur un des navires stationnaires du port appelé le *Montebello* et le troisième cas le 18 juin sur le *Jupiter*, voisin du *Montebello* et un quatrième cas sur le *Montebello* même ; le 20 juin un autre cas sur le bateau *Alexandre*. Ce n'est que le 21 que le premier cas presque foudroyant se présenta sur un élève du lycée, et c'est de là que la maladie commença à s'étendre dans d'autres quartiers de la ville.

Ce fut le 27 juin qu'un élève du lycée de Toulon arriva à Marseille où il tomba malade et succomba le lendemain. La maladie s'étendit vite dans les deux villes où elle sévit avec une violence pendant deux mois et se propagea aux départements limitrophes.

Le gouvernement français envoya une commission médicale pour se rendre compte de l'origine de l'importation, mais tous les efforts tentés par elle ne réussirent pas à découvrir la trouée par laquelle avait pénétré le bacille du choléra. La seule certitude que l'on eut fut que le navire sur lequel se présentèrent les deux premiers cas n'avait pas navigué depuis de longues années. Par conséquent, à moins qu'on ne veuille admettre l'origine autochtone d'une épidémie cholérique à Toulon, on est forcé de convenir que les germes furent importés à Marseille et à Toulon directement de l'Egypte, en 1883, étaient restés latents pendant l'hiver pour se réveiller au mois de juin lorsque la disposition locale et temporelle était favorable à leur développement. Cette opinion trouve son appui dans le fait que dans les deux ports se sont présentés plusieurs cas suspects déclarés à l'état civil comme choléra nostras et de diarrhée cholériforme au commencement de juin, avant la déclaration officielle du choléra ; un autre fait qui vient à l'appui de cette thèse est : que les quinze premiers décès cholériques de Marseille ont eu lieu, sans exception, sur quinze points différents, dans des rues différentes et plus ou moins éloignées les unes des autres. Un autre fait non moins éloquent est la manière dont le choléra s'est développé à Marseille : le premier cas, le collégien du lycée de Toulon, qui arriva à Marseille le 22 et qui succomba le 27 ; sur les six décès suivants trois se sont montrés sur des personnes qui n'avaient été en aucun rapport avec le collégien. Dans la journée qui suivit, de nombreux malades atteints du choléra confirmé et très rapidement mortel sont entrés à l'hôpital du Pharo. Presque tous provenaient, soit des navires amarrés dans le vieux port, soit des rues situées dans le triangle compris entre les quais du fort, la rue de la République et la Joliette, soit enfin des personnes habitant loin de ce quartier, mais obligées par leur profession de fréquenter les quais du vieux port ou ceux de la Joliette.

Presque en même temps, le 27 et le 28 juin, dans un même quartier, à un kilomètre de distance du premier foyer, trois personnes succombaient du choléra le même jour, presque à la même heure. On a beau relationner ces cas avec la proximité d'une foire dont quelques marchands venaient de Toulon ; il y a entre les villes de Toulon et de Marseille des communications assez fréquentes autant par la voie terrestre que par voie maritime, sans qu'il soit nécessaire de recourir aux marchands ambulants d'une foire pour expliquer la transmission des germes. Pour nous, il est beaucoup plus important de reconnaître le fait de la rapidité extraordinaire et presque de simultanéité avec laquelle se présentèrent un grand nombre de cas presque tous mortels dans différents endroits de la ville sans qu'on ne puisse démontrer le rapport qu'il y eut entre eux et surtout avec le collégien arrivé de Toulon. Une fois forcé par la logique des faits d'admettre que le choléra de 1884 à Toulon et à Marseille est dû à une riviviscence des germes cholériques importés l'année antérieure de l'Egypte et restés latents dans le sol de ces deux villes pendant l'hiver, quelles garanties peuvent donc offrir les mesures restrictives que les gouvernements des différents pays prennent contre l'importation des germes cholériques? ceux-ci pourraient bien s'importer par des personnes saines ou par des navires avec des patentes nettes, du moment que la localité n'a pas de prédisposition temporelle favorable à leur développement; dans ces cas ils restent latents jusqu'à l'arrivée de la saison plus propice à leurs conditions vitales.

Comme preuve à l'appui de notre manière de voir, il suffit de fixer l'attention sur le fait suivant. Le caractère infectieux au plus haut degré, l'évolution franche de l'épidémie cholérique à Toulon et à Marseille et l'immunité dont jouissaient un grand nombre de villes françaises se trouvant en communications journalières avec les villes infectées, telles que Bordeaux, Lyon, Toulouse et même Paris où il y eut quelques décès parmi les réfugiés mais sans donner lieu à la formation d'un foyer. Ce fait prouve d'une manière évidente que les communications fréquentes entre une ville infectée et une autre, bien qu'elles donnent lieu à l'importation des germes ne sont pas suffisantes par elles-mêmes pour engendrer une épidémie cholérique; il est aussi nécessaire d'une prédisposition temporelle d'une localité pour faire fructifier les germes. Nous avons vu que le choléra avait débuté à Toulon le 13 juin et à Marseille le 22 juin; journellement une dizaine de trains mettent ces deux villes en communication avec Paris, par conséquent, il n'y a pas à douter que des germes s'y fussent importés par des personnes ou des effets contaminés. En effet, on compta pendant quatre mois (juillet, août, septembre et octobre), 40 décès dans la ville de Paris et 43 dans la banlieue; mais l'épidémie n'y commença que le 4 novembre et, du 4 au 30 novembre, il y eut 938 décès; en décembre, on en constata 19: un total de 957 décès. Si l'on considère les mauvaises conditions hygiéniques de la ville de Paris : mauvais égouts, mauvaise eau potable, agglomération humaine dans certains quartiers ouvriers et l'encombrement dans des logements insalubres dans un grand nombre de rues, il est vraiment étonnant de voir le peu de progrès que fit le choléra en 1884.

Ces chiffres sont d'autant plus frappants lorsque l'on compare la mortalité causée par cette épidémie avec les antérieures que voici :

Années	Mortalité
1832.	18.402
1849.	19.184
1853-54.	7.626
1865-66.	11.008
1873.	854
1884.	957

Ce fait étonnera encore bien davantage si l'on tient compte des températures moyennes mensuelles de Paris en 1884 que voici :

Janvier, 6.0. — Février, 6.3. — Mars, 8.1. — Avril, 8.9 — Mai, 15.0. — Juin, 15.5. — Juillet, 20.1. — Août, 20.7. — Septembre, 17.1. — Octobre, 10.4. — Novembre, 5.1. — Décembre, 4.9.

Il en résulte que le mois de novembre, avec 5° au-dessus de zéro, a favorisé plus l'éclosion de l'épidémie que les mois de juillet et d'août avec 20° et 21°.

Il nous faut donc chercher ailleurs que dans la température l'explication de ce fait si étrange en apparence ; elle ne saura se trouver que dans la présence ou absence d'un autre des facteurs nécessaires à la genèse d'une épidémie cholérique, et c'est la quantité de pluies mensuelles.

Voici le tableau statistique de l'année 1884 de la hauteur des pluies mensuelles de Paris recueillie à l'Observatoire de Montsouris (*Annuaire de l'Observatoire municipal de Montsouris*).

Janvier, 22^{mm}. — Février, 34^{mm}. — Mars, 5^{mm}20. — Avril, 25^{mm}2. — Mai, 45^{mm}8. — Juin, 45^{mm}6. — Juillet, 411^{mm}. — Août, 49^{mm}9. Septembre, 32^{mm}. — Octobre, 16^{mm}1. — Novembre, 24^{mm}. — Décembre, 61^{mm}9.

Si l'on compare ces chiffres avec ceux de la moyenne des pluies tombées pendant les cinq années précédentes 1879-83 que voici :

Janvier, 43^{mm}9. — Février, 361^{mm}. — Mars, 24^{mm}9. — Avril, 47^{mm}7. — Mai, 27^{mm}6. — Juin, 43^{mm}3. — Juillet, 49^{mm}2. — Août, 48^{mm}4. — Septembre, 62^{mm}8. — Octobre, 60^{mm}1. — Novembre, 52^{mm}6. — Décembre, 48^{mm}7.

On voit la différence annuelle considérable, la moyenne de cinq années étant de 545^{mm}3, tandis que celle de 1884 ne monte qu'à 418^{mm}2 ; mais où la différence saute encore plus aux yeux, c'est pendant les mois d'automne. Car les chiffres 31,16 et 24 millimètres de pluie correspondent aux mois de septembre, octobre et novembre de 1884, tandis que le terme moyen des cinq années précédentes s'élève à $62^{mm}8$, $60^{mm}1$, $52^{mm}6$; c'est-à-dire les grandes chaleurs de juillet et d'août causant une évaporation considérable du sol et le rendant plus poreux, furent suivies pendant trois mois consécutifs d'une diminution considérable des pluies, et par conséquent d'une baisse des eaux telluriques, circonstance aggravante, selon la doctrine de M. Pettenkoler, pour la genèse d'une épidémie cholérique.

Il est vrai que l'épidémie cholérique de 1873 n'était pas moins bénigne que celle de 1884, ayant duré du 4 septembre jusqu'au 30 novembre, ne causant en tout que 854 décès, correspondant aux mois de septembre, octobre et novembre.

Cette bénignité s'explique : d'abord, en 1873, le choléra se trouvait déjà en pleine décroissance dans toute l'Europe, car ce fut la neuvième année de l'invasion qui datait de 1865, et la plupart des départements de France restèrent indemnes et puis l'année de 1873 s'était caractérisée par une grande abondance de pluies dans toute la France ; à Paris, seul, il tomba 686^{mm} de pluie.

IV

Nous nous sommes peut-être arrêté un peu trop longtemps à exposer les faits qui se sont produits dans la première période de la quatrième invasion du choléra en Europe ; nous les croyons très instructifs par rapport au sujet principal de notre travail, de manière que nous jugions utile de fixer sur eux l'attention.

Nous avons vu que l'épidémie revêtit de prime abord un caractère très grave ; tant à Toulon qu'à Marseille l'évolution se fit avec grande rapidité dans les deux villes, atteignant son apogée au mois de juillet, bien que la période de décroissance se prolongeât encore jusqu'au mois de novembre à Toulon, et jusqu'au mois d'octobre à Marseille. Le fléau s'étendit rapidement aux départements du Var et des Bouches-du-Rhône ; puis il gagna les départements limitrophes, comme les Pyrénées-Orientales, l'Aude, l'Hérault, le Gard, le Vaucluse ; de plus, il atteignit très faiblement l'Ariège, les Hautes-Pyrénées, le Gers, le Tarn, l'Ardèche, la Drôme, la Haute-Garonne, et là il s'arrêta dans sa marche envahissante. Bien plus, il se présenta à Cette où il causa assez de victimes sans toucher Montpellier,

Toulouse malgré la proximité de ces deux villes au foyer ; de même dans les départements limitrophes de celui des Bouches-du-Rhône, quoique reliés entre eux par de nombreux réseaux de chemins de fer, le nombre des communes envahies est limité ainsi que celui de leurs invasions.

Malgré le grand nombre des départements envahis, le choléra de 1884 fut assez bénin ; car pendant les 4 mois qu'il sévit dans les départements du midi de la France, il ne causa pas plus de 5,000 décès.

Toutefois il est très curieux de voir qu'à peine le choléra s'était-il éteint dans le midi de la France à la fin d'octobre, des cas se présentèrent dans la région du nord, d'abord à Yport, petit village de pêcheurs sur la côte de Normandie, où il fut importé par des marins venant de Cette, et donna lieu à une épidémie cholérique qui dura jusqu'au mois de novembre, causant 42 cas et 18 décès. En même temps plusieurs cas se présentèrent à Aubervilliers et à St-Ouen, de là le choléra gagna l'arrondissement de Saint-Denis et finit par envahir Paris même. Ce fait prouverait bien que la disposition temporelle et locale favorable à l'éclosion d'une épidémie cholérique fut distincte dans les départements du nord et du midi de la France, dans les uns elle coïncida avec les mois de juin et juillet, et dans les autres avec les mois d'octobre et novembre.

Le choléra de Marseille et de Toulon n'avait pas encore atteint son apogée lorsque se présentaient plusieurs cas dans les villes frontières d'Italie où il fut importé par des ouvriers italiens venant des endroits infestés. Malgré les mesures les plus rigoureuses prises par le royaume d'Italie, telles que des cordons sanitaires, de l'isolement et des désinfections, la maladie s'étendit avec rapidité dans plusieurs villes de la péninsule. Le 28 juin on constata déjà des cas à Cuneo, le 14 juillet à Livorno, le 17 à Porto-Mauricio, le 19 à Gênes et le 20 à Turin. De là l'épidémie se propagea dans les provinces de Turin, Massa, Bergamo, Cuneo et Spezzia où il sévit d'une façon très violente. Pendant le mois de septembre le choléra avait déjà gagné douze provinces, mais c'est dans la ville et la province de Naples où le fléau sévit avec la plus grande intensité; la ville de Naples seule perdit 6,500 habitants, tandis que le nombre de décès dans sa province ne dépassa pas 800. Dans le mois de novembre, le choléra avait complètement disparu de l'Italie, après avoir envahi 44 provinces, dont 858 communes, causant une perte de 14,300 habitants.

En même temps que l'Italie, l'Espagne aussi

fut le théâtre de l'épidémie en 1884, c'est le 28 août qu'un bateau marchand appelé *Buena-Ventura*, venant d'Oran, débarqua les passagers à Alicante, où ils durent faire dix jours de quarantaine dans une baraque isolée, ne présentant pas toutes les conditions nécessaires pour constituer un lazaret, même improvisé. Bien qu'il n'y eût pas de cas suspects au premier moment, les passagers débarqués furent cependant porteurs des germes cholériques, qui bientôt se disséminèrent dans plusieurs villages de la provinces d'Alicante tels que Elche-Novelda et Monovar, où se présentèrent presque simultanément des cas assez nombreux de choléra, dont plusieurs mortels. Malgré les cordons sanitaires militaires et le grand nombre de lazarets établis par le gouvernement contre les provenances d'Alicante, la maladie se propagea avec rapidité dans plusieur localités de la province.

Heureusement les pluies torrentielles tombées en novembre et décembre contribuèrent à éteindre peu à peu les foyers cholériques. Il n'en resta qu'un à Beniopa, village limitrophe des provinces d'Alicante et de Valence ; quoique ce foyer finît aussi par s'éteindre au mois de décembre, les germes importés au moment de l'apogée de l'épidémie dans l'arrondissement de Gandia, par un gendarme qui avait formé partie du cordon sanitaire de Beniopa, donnèrent lieu à un nouveau foyer dans la huerta de Gandia, où des cas isolés se présentèrent dans les mois de janvier, février et mars, sans que personne y ajoutât de l'importance. De là, le choléra gagna plusieurs autres villages dans le bassin inférieur du Jucar, et bientôt aussi quelques-uns de Turia. La province de Valence constitua un grand foyer de radiation vers toute la péninsule. L'épidémie gagna tous les jours plus de terrain, envahissant d'abord les provinces limitrophes de Valence, telles que Murcie, Alicante, Teruel et plus tard la plupart des provinces de la péninsule, jusqu'à avoir atteint son apogée au mois d'août lorsqu'elle commença à entrer dans son déclin, après avoir contaminé 48 provinces et causé plus de 120,000 victimes en neuf mois de durée.

Après l'Espagne, ce fut aussi la France et l'Italie qui furent visitées par l'épidémie cholérique en 1885. Quant à la France, après l'extinction de l'épidémie de 1884, on n'entendit plus parler du choléra jusqu'au mois de juin de 1885. Plusieurs cas se présentèrent à Marseille en juillet, et le maximum des décès fut, du 20 au 21 août, de 69 et 75.

L'épidémie ne toucha à sa fin que le 14 septembre, après avoir causé 1,039 décès.

Dé même qu'à Marseille, le choléra se présenta à Toulon au mois d'août ; il y sévit avec assez d'intensité et se prolongea jusqu'à la fin d'octobre, après avoir occasionné 314 décès.

D'après M. Brouardel, les premiers cas se sont montrés cette année dans les mêmes quartiers qui, l'année dernière, avaient déjà payé le plus lourd tribut à l'épidémie. Ce fait autoriserait à admettre que l'apparition du choléra en 1885 est due plutôt à la reviviscence des germes restés latents de l'année passée qu'à une nouvelle importation. Hors de Toulon et de Marseille, il n'y eut que des cas isolés dans un certain nombre de villes du midi de la France. Tous les autres départements restèrent indemnes.

Après la France ce fut aussi l'Italie, où l'épidémie avait reparu en 1885.

Dans le mois d'août on constatait des cas à Naples, à Gênes, Crémona, Porto-Mauricio, Venise, Placenza, Parme, Alexandria et Modène. Pendant le mois de septembre, il continua à se présenter des cas isolés dans différentes villes d'Italie, mais où la maladie apparut sous forme d'une épidémie sérieuse causant de considérables ravages, ce fut à Palerme. Elle commença le 14 septembre et à la fin de ce mois elle avait déjà causé 1,426 décès ; elle diminua d'intensité au mois d'octobre pendant lequel elle ne causa que 861 décès ; mais ce n'est qu'au mois de novembre qu'elle entra en pleine décroissance, ayant produit pendant toute sa durée 2,387 victimes.

Bien que le choléra se fût éteint à Palerme vers le milieu de novembre, il continua encore à sévir dans la province jusqu'à la fin de l'année, après y avoir causé 2,459 décès. Hors de Palerme et de sa province, le choléra revêtit un caractère bénin dans les autres provinces envahies où la mortalité ne dépassa pas 1,200 personnes.

Si on compare l'épidémie cholérique de 1885 en France avec celle d'Italie, on trouve une analogie frappante entre les deux ; dans l'une c'était Toulon et Marseille et dans l'autre c'était Naples et Palerme qui furent plus cruellement éprouvées qu'aucune autre ville. Ce triste privilège doit être attribué aux mauvaises conditions hygiéniques qui distinguèrent ces quatre villes. Il suffit de lire la description que fit M. Brouardel des quartiers insalubres de Marseille dans son rapport à l'Académie de médecine au mois d'août en 1885. Pour se convaincre que si l'on a fait de grands progrès en matière d'hygiène au point de vue théorique, nous sommes encore très éloignés de la réalisation de notre idéal lorsqu'il s'agit de l'application des lois de l'hygiène en défense de la société. Quant à Naples et Palerme, les mauvaises conditions hygiéniques de ces deux villes sont trop connues. Toutefois nous conseillons de lire la description que fait de Naples le docteur Manfredi dans son excellent travail sur « la Contamination des rues dans les grandes villes ».

Le fait qui mérite d'être relevé c'est que hors la France, l'Espagne et l'Italie, aucun autre pays de l'Europe n'a souffert de l'invasion cholérique pendant l'année 1885, malgré leurs rapports commerciaux constants avec les pays contaminés. Tant les ports de l'Angleterre et de l'Allemagne que ceux de la Belgique et de la Hollande, sont restés indemnes.

Au commencement de l'année 1886, bien que le choléra eût disparu du midi de la France, il resta encore un foyer dans le département du Finistère, en Bretagne, où les germes furent importés de Brest en septembre de 1885. Selon l'opinion de M. Minol, directeur de l'assistance publique, l'épidémie apparut d'abord à Concarneau, de là elle s'étendit bientôt aux communes voisines, surtout à Guilvinec qui constitua un foyer de transmission vers un grand nombre de villages pendant les mois d'octobre, novembre et décembre, produisant 568 décès. En janvier de 1886, le nombre de décès s'est élevé encore à 107 ; ce n'est qu'en février que l'épidémie entra en dé-croissance, mais elle ne disparut qu'en avril, après avoir visité 39 communes, leur causant en tout 730 victimes.

Aussi étrange que puisse sembler le fait que le choléra après s'être éteint dans le Midi, ait trouvé un milieu de culture favorable à sa propagation dans une région froide et humide comme celle de la Bretagne pendant les mois d'hiver, l'explication n'en est pas difficile, lors-qu'on considère les deux facteurs importants qui ont contribué largement au développement de l'épidémie.

Il s'agit *en premier lieu* d'un des dépar-tements les plus pauvres de la France dont les habitants sont presque tous pêcheurs, vivant dans des conditions des plus antihygiéniques; étroitesse des chambres, servant de logement à 5, 6 et jusqu'à 10 personnes, absence d'ou-vertures suffisantes pour le renouvellement de l'air, telles que cheminées, portes et fenêtres, malpropreté des murs et du sol, accumulation des ordures dans les chambres mêmes. *En second lieu* il s'agit d'une population qui fait de grands abus de boissons alcooliques. M. Monod (auteur d'une monographie très remarquable du choléra de la Bretagne) dit que sur 94 personnes atteintes du choléra âgées de plus de 15 ans, il y en a 34 alcooliques et sur

57 décès des personnes âgées de plus de 15 ans,
il y en a 21 alcooliques, soit 36,84 o/o.

En résumé, il y a eu dans le département du
Finistère plusieurs éléments favorables au
développement d'une épidémie cholérique,
d'abord une disposition locale et temporelle,
en outre une disposition individuelle très
propice, et, en troisième lieu, l'encombrement,
constituant tout un milieu de culture par
excellence pour le germe cholérigène.

Après l'extinction de l'épidémie cholérique
dans le Finistère en avril 1886, on aurait pu
croire que le choléra avait disparu de l'Europe,
lorsque le 24 juin il apparut à Fiume, un port
de l'Autriche-Hongrie dans l'Adriatique.

Quant à l'origine de l'importation, on suppose que les germes furent importés de Trieste
où le 7 juin de la même année se présentèrent
plusieurs cas sur des matelots du navire
Samson ; M. Gruber est d'avis que les germes
cholériques ont été introduits à Trieste à
l'insu de l'autorité locale, longtemps avant
que l'on ait sou çonné son existence et ce
furent plutôt les matelots du *Samson* qui furent
contaminés par leurs rapports fréquents avec
les habitants de Trieste, où le nombre des
diarrhées était très grand avant le mois de juin.
Cette hypothèse est d'autant plus admissible,
que l'on constata des cas de choléra à Trieste

en 1885. La ville de Trieste et ses faubourgs comptent 152,000 habitants et le nombre de victimes causées par le choléra s'éleva à 560. Ce qui équivaut à 3,6 o/oo habitants. On compte qu'en 1886 sont entrés dans le port de Trieste 6,806 navires. Tous ces bâtiments avant, pendant et après leur voyage n'eurent que 25 cas de choléra sans avoir donné lieu à une épidémie cholérique à leur bord.

Eh bien ! le germe du choléra fut importé de Trieste à Fiume, car les communications sont constantes et fréquentes entre les 2 villes, autant par la voie terrestre que par la voie maritime, l'épidémie s'y soutint pendant les mois de juillet, août, et ne s'éteignit qu'à la fin de septembre. Le choléra se propagea dans la partie occidentale de la Croatie comptant 104 localités avec une population de 58,354 habitants sur lesquels il y eu 1,482 cas et 544 décès depuis le commencement de juillet jusqu'à la fin de novembre.

Soit de Fiume, soit des autres villes infestées de la Croatie, les germes cholériques furent importés dans des villes importantes de la Hongrie, d'abord à Raab, où se réunissaient pour les manœuvres pendant le mois d'août, un grand nombre de réservistes, parmi lesquels se présentèrent les premiers cas.

On a d'abord soupçonné, comme on suppose

toujours en pareil cas, que parmi les ouvriers employés aux terrassements des bords du Danube et du Raab, il y en avait quelques-uns qui provenaient de la Croatie en apportant les germes. Mais le fait est que, depuis le 28 août jusqu'au 4 septembre se présentèrent 12 cas parmi les réservistes. Ce n'est que le 4 septembre qu'il y eut quelques cas parmi les ouvriers qui habitaient à proximité du premier foyer.

Ce qu'il y a eu de particulier dans l'éclosion de cette épidémie, c'est que, dans la première semaine de septembre, se présentent 21 cas dans les quartiers opposés au premier foyer parmi les personnes qui n'avaient absolument aucun contact avec les premières. La ville de Raab constitua un foyer d'émission pour dix localités des environs.

Pendant le mois de septembre, le choléra gagna Budapest, la capitale de la Hongrie, qui se trouve en communication avec Raab tant par la voie ferrée que par la voie fluviale au moyen des bateaux qui naviguent sur le Danube. Bien que la capitale de la Hongrie se trouve en meilleures conditions hygiéniques que beaucoup d'autres villes de l'empire austro-hongrois, il reste encore beaucoup à désirer au point de vue de l'assainissement de son sol et des logements qui sont insuffisants et insalubres pour la classe ouvrière, dont un grand nombre habitent des souterrains ou des mansardes à l'état d'encombrement ; la commission nommée à cet effet trouva 80 personnes entassées dans une chambre et un grand nombre se trouvant sans abris.

En outre, il y a un grand nombre d'établissements insalubres près des gares et de l'hôpital nouveau. Au point de vue de l'assainissement du sol, la canalisation de la ville est tellement défectueuse qu'un grand nombre d'égouts débouchent dans le Danube au milieu de son cours à travers la ville et en face d'un bras du Danube, dont le courant est lent et qui par conséquent donne lieu à la stagnation des matières organiques.

Ce n'est que depuis le 14 septembre que la commission de l'épidémie s'est mise d'accord avec d'autres commissions sanitaires pour prendre des mesures sévères contre la propagation de l'épidémie : constructions d'hôpitaux pour les cholériques, isolement des malades, obligation d'évacuer les foyers d'infection. Mais toutes ces mesures n'empêchèrent pas la marche progressive de l'épidémie et le nombre d'invasions journalières avait atteint déjà 50, le 26 septembre. Les hôpitaux ne suffisaient plus à l'admission des malades ; on fut obligé de construire des hôpitaux-baraques qui

avaient servi autrefois à d'autres maladies
infectieuses et il arriva que beaucoup de personnes qui échappèrent au choléra, moururent
de la petite vérole.

Ce n'est qu'au commencement d'octobre que
l'on réussit à construire 4 nouvelles baraques
pour les cholériques et procurer aux malades
de la bonne eau filtrée. Néanmoins, le choléra
dura jusqu'à la fin de novembre après avoir
causé 1,329 décès.

Comme la ville de Budapest se trouve en
communications continuelles tant par la voie
fluviale que par la voie ferrée avec un grand
nombre de villes du royaume, elle constitua un
foyer massif de transmission vers toutes ces
villes, situées dans le bassin du Danube et
du Theiss, tandis que celles qui sont situées
hors des bassins de ces fleuves et de leurs
affluents ont très peu souffert.

En général, l'épidémie conserva un caractère très bénin, car hors de la capitale on ne
compte que 6 villes et 51 villages avec une
population de 863,000 habitants qui ont eu
en tout 1,457 décès. Le choléra sévit en Hongrie depuis le mois de juin 1886 jusqu'au mois
de janvier 1887.

V

Si l'on compare la pandémie cholérique de
1883-86 avec les trois antérieures on trouve

qu'elle en diffère sous plusieurs rapports :

1° Par sa courte durée, car elle ne se prolongea pas au delà de trois ans et demi tandis que les autres avaient duré de 9 à 10 ans.

2° Par le manque d'intensité et de force expansive ; car excepté en Espagne dans tous les autres pays où elle a sévi elle revêtit un caractère assez bénin.

3° Par son extension limitée car elle n'a envahi que la France, l'Espagne, l'Italie et l'Autriche-Hongrie laissant indemnes la Russie, l'Allemagne, l'Angleterre, la Belgique et les Pays-Bas.

4° Non seulement cette pandémie se distingue de celle de 1865 par sa moindre intensité et sa force assez faible d'expansion, mais aussi par la lenteur dans sa marche envahissante. En 1883, le choléra fut importé directement de l'Inde en Egypte. Cette année-ci non seulement, il n'avait pas pénétré en Europe, mais aussi il s'était arrêté sur les limites de la haute Egypte. En 1884, l'invasion resta limitée à la France et à l'Italie et à quelques points isolés de l'Espagne. En 1885, de toute l'Europe ce fut l'Espagne seule qui fut cruellement éprouvée par l'épidémie tandis qu'en France ce ne fut que le département des Bouches-du-Rhône et en Italie quelques provinces méridionales qui en ont souffert. Quant à 1886 ce n'était que le département du Finistère en France qui fut le théâtre de l'épidémie dans les premiers mois de l'hiver, et l'Autriche-Hongrie dans les six derniers mois de l'année.

En résumé, l'épidémie s'est soutenue en France pendant trois ans, en Italie pendant deux ans, en Espagne pendant un an et le reste de l'Europe s'est maintenu indemne.

A quelles causes doit-on attribuer une différence aussi accentuée entre le caractère, la marche envahissante et la force expansive de l'épidémie cholérique de 1883-86 et celle de 1865, ayant eu les deux la même origine et ayant suivi les deux la même route maritime dans leur invasion ? Est-ce que les conditions dans lesquelles elles se sont produites n'étaient pas les mêmes ? Dans ce cas en quoi diffèrent-elles ?

Si à première vue ces deux invasions se ressemblent autant par leur origine que par la voie qu'elles ont suivies, en fixant un peu l'attention sur le point de départ de chacune d'elles, on ne tardera pas à découvrir qu'en 1865 le germe fut importé de la Mecque où l'épidémie avait sévi avec une violence extraordinaire, plus de 30,000 pèlerins ayant succombé au choléra, tandis qu'en 1883 le choléra apparut à Damiette où il fut importé par le chauffeur d'un vaisseau anglais provenant directement de Bombay avec des pèlerins à bord, c'est-à-dire que les germes, au lieu de tomber dans un milieu du culture intensifié par le méphitisme élevé au plus haut degré tel qu'il existe à la Mecque, ont trouvé, au contraire, un terrain de culture atténué par l'effet des inondations qui ont lieu tous les ans en été à la suite des crues du Nil.

De cette manière on s'expliquera bien pourquoi le choléra de 1883-86 n'a pas présenté grande force d'expansion. Les germes importés à Toulon en 1883, après qu'ils s'étaient conservés pendant tout l'hiver à l'état saprophytique, ont bien trouvé pendant les mois de printemps des conditions locales, favorables à leur retour à la vie parasitaire leur permettant de former de nombreuses colonies et des foyers de radiation vers les pays limitrophes seulement, tels que l'Italie et l'Espagne. Ces pays, bien qu'ils aient pu constituer un excellent milieu de culture pour le bacille virgule, ne lui ont pas rendu la force expansive qu'il acquiert seulement lorsqu'il est transplanté dans un milieu de méphitisme élevé au plus haut degré tel qu'il se trouve à la Mecque et à certaines époques dans son pays natal qui est le Bas-Bengale. Par conséquent le changement de milieu qu'il avait subi par son importation en Espagne, en Italie et en Autriche-Hongrie, au

lieu de le renforcer, l'a affaibli dans sa faculté
d'être transmissible à distance et a fini par
épuiser ses propriétés toxiques avant d'avoir
pu être importé dans le sol de la Russie. Grâce
à cette circonstance heureuse, l'Europe fut
délivrée du fléau au moins 4 années plus tôt
qu'elle ne l'aurait été, si les germes au lieu de
prendre la route maritime avaient pris la route
terrestre, ou si, en même temps qu'à Toulon
et à Marseille, ils avaient été importés à Odessa
ou dans un autre port russe de la mer Noire.

** **

De l'exposé succinct que nous venons de
donner des faits qui ont accompagné l'invasion
cholérique de 1884-86, il résulte *en premier
lieu,* une confirmation des renseignements des
invasions précédentes relatifs au danger que
présente pour l'Europe une épidémie cholérique en Russie, prouvant que ce pays offre
au bacille virgule des conditions particulièrement favorables qui lui permettent de vivre à
l'état parasitaire pendant sept années suivies.
Il résulte *en second lieu,* une démonstration de
ce qu'il existe en Europe des pays autres que
la Russie qui présentent des conditions particulières permettant au bacille du choléra de
vivre 5, 8 années consécutives à l'état saprophytique et de revenir ensuite sous l'influence des

conditions accidentelles et météorologiques à la vie parasitaire, révélant toutes les propriétés toxiques d'autrefois.

Le choléra de la province de Valence en Espagne et celui de la banlieue de Paris en 1892 en sont deux exemples très éloquents.

* *

Les déductions que nous avons tirées des faits nombreux qui se sont reproduits à plusieurs reprises pendant les cinq invasions du choléra en Europe nous autorisent à formuler les conclusions suivantes :

1° L'agent cholérigène en abandonnant son pays natal n'est apte à engendrer une épidémie dans n'importe quel pays d'Europe, que si l'époque de son importation coïncide avec la recrudescence du choléra dans la région endémique de l'Inde ;

2° Le choléra n'a jamais été importé en Europe directement de l'Inde. Il a toujours eu besoin d'un terrain de culture intermédiaire, soit la Perse, soit l'Egypte ou la Mecque, avant de pénétrer et de prospérer sur le continent européen ;

3° Le bacille cholérigène ayant des distances énormes à franchir pour être transporté de la région endémique à Bombay ou en Afghanistan, il pourrait bien se passer un an avant que ces régions soient infestées par les germes doués d'une force expansive intense et d'une faculté de résistance exaltée;

4° Le bacille cholérigène perdrait beaucoup plus tôt pendant sa marche envahissante à travers l'Europe, sa force expansive et celle de reproduction acquises à un haut degré dans son pays natal, s'il ne trouvait pas dans des conditions particulières de l'empire russe un milieu de culture extrêmement favorable à sa prolifération et à sa conservation;

5° Le choléra à la Mecque et dans la Perse n'est pas toujours dû à une nouvelle importation. Ce sont souvent les germes restés latents dans le sol des épidémies antérieures qui reviennent à la vie active sous l'influence des causes loco-temporelles et produisent des épidémies locales dans une ou plusieurs provinces du royaume. Dans ce cas, le danger d'une importation des germes en Russie est très limité. Généralement ces foyers s'éteignent sur place, étant dépourvus de force de radiation et de transmission à de longues distances.

6° Etant prouvé jusqu'à l'évidence qu'un sol poreux, saturé d'humidité et de matières organiques en décomposition exerce une influence considérable sur la conservation et multiplication du bacille virgule, la genèse de même que l'extension. d'une épidémie cholérique dans un pays dépendent surtout de l'état d'assainissement du sol des ports maritimes destinés à recevoir les navires venant de l'Inde et faisant escale à Alexandrie et dans les ports de la mer Rouge.

7° Une ville bien assainie, même lorsqu'elle présente une disposition loco-temporelle favorable à l'éclosion d'une épidémie cholérique, est en mesure de se défendre non contre l'importation des germes, mais bien contre l'éclosion d'une épidémie cholérique et surtout contre son extension, par l'adoption à temps des mesures sanitaires dans les quartiers considérés insalubres. Par contre, une ville dépourvue de travaux d'assainissement a beau adopter les mesures préventives et défensives les plus rigoureuses, telles que, isolement des malades, désinfection des rues, maisons, effets, etc., celles-ci pourtant n'empêcheront nullement ni l'éclosion de l'épidémie ni son extension, ni son intensité ; les villes de Hambourg en Allemagne, de Marseille et Toulon en France, de Valence en Espagne en sont des exemples éloquents.

8° Si la saison d'été favorise l'éclosion d'une épidémie cholérique dans la plupart des pays tempérés et surtout dans les ports maritimes et fluviaux, ce n'est pas dû uniquement à la chaleur, c'est plutòt le résultat de la réunion de deux facteurs, l'humidité et la chaleur, lesquelles en favorisant la fermentation des substances organiques, la fécondation des germes et leur multiplication, constituent un auxiliaire puissant à l'extension rapide d'une épidémie cholérique aux régions les plus éloignées, tandis que l'humidité seule, même à une température assez basse et inférieure à zéro, suffit à la conservation des germes et à la multiplication restreinte, ainsi qu'à l'extension lente de l'épidémie.

9° Etant impossible dans l'état actuel de notre civilisation de vouloir limiter pendant longtemps les communications terrestres et encore moins de vouloir suspendre les transactions mercantiles entre deux pays limitrophes habitués à des rapports très actifs, il est illusoire de vouloir mettre une barrière à l'importation des germes du choléra de la Perse contaminée aux ports russes dans la mer Caspienne, d'autant plus que Baku représente aujourd'hui le port le plus important pour le commerce russe avec l'Asie, de même Astrakan a gagné dans ces derniers temps en importance dans son trafic servant non seulement de lieu d'entrepôt aux marchandises de la Perse mais aussi de premier port d'entrée aux produits de l'Asie dans l'intérieur de l'Empire.

1o° Aussi longtemps que ces deux ports de la mer Caspienne ne seront pas assainis et pourvus d'une bonne eau potable, la Russie sera exposée à l'invasion périodique du choléra indien par la voie terrestre et constituera ainsi l'épée de Damoclès suspendue sur la tête de l'Europe pendant un grand nombre d'années.

En attendant que le gouvernement russe se rende bien compte de la nécessité impérieuse de mettre en exécution des travaux d'assainissement dans ses ports de la mer Caspienne et de la mer Noire, il conviendrait que la France, qui aspire avec raison au premier rang parmi les nations civilisées, mette ses ports maritimes de la Méditerranée en défense contre l'invasion périodique du fléau asiatique. C'est surtout à la France, qui, à cause de ses rapports constants avec l'Extrême-Orient, est plus exposée qu'aucune autre nation à voir décimée sa population périodiquement, qu'incombe le devoir d'assainir ses villes ports de mer, telles que Marseille et Toulon, lesquelles, pendant les derniers 10 ans, ont été 4 fois visitées et toujours cruellement éprouvées par le choléra.

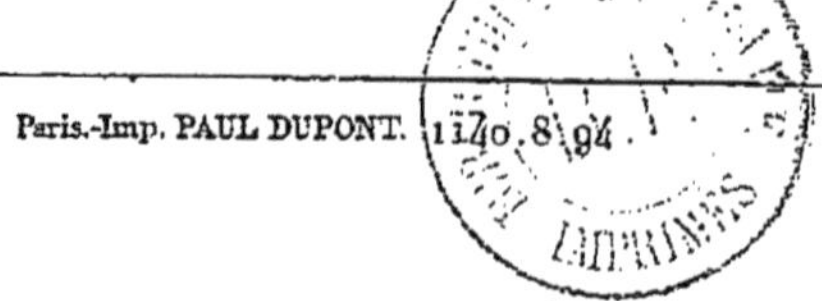

Paris.-Imp. PAUL DUPONT. 1140. 8.94.